SOMMAIRE

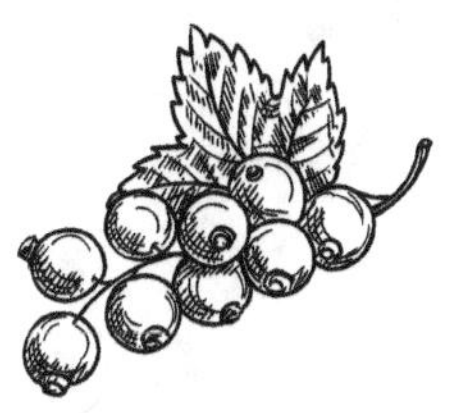

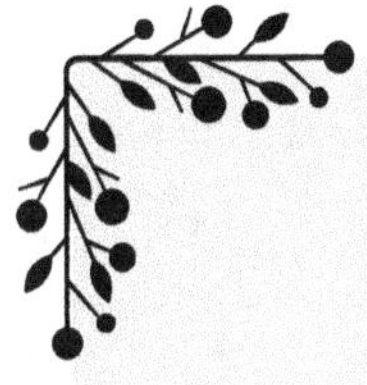

Chapitres

Avant-propos
L'alimentation
Les associations alimentaires
Détox - Jeûnes
L'équilibre acido-basique
La force psychique, la forme physique
Le sommeil

Tableaux types à remplir chaque jour
pour noter vos pratiques et vos progrès

Mise en garde
Bibliographie / Remerciements

Tableaux

Index glycémiques
Apports en protéines
Protéines végétales
Les associations alimentaires
Les aliments acides et alcalins
Les 7 principes d'Hippocrate

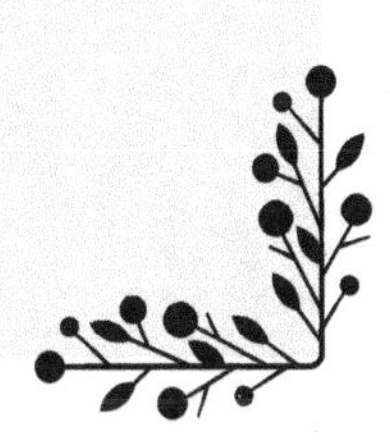

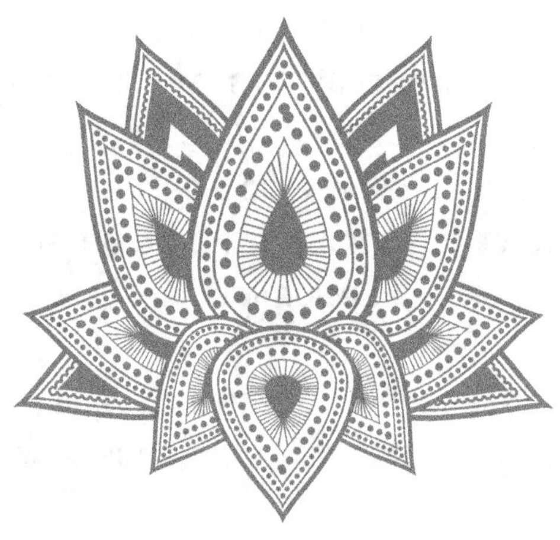

AVANT-PROPOS

Ce petit guide va vous aider à suivre vos progrès quant à votre décision de retrouver forme, énergie, santé et pourquoi pas perdre du poids si vous en sentez le besoin.

Bien dormir, bien manger, bien digérer, bien respirer, en finir avec le stress, l'anxiété, la fatigue, les coups de barre, c'est possible !

Les principes de base pour atteindre ces objectifs vous sont expliqués et présentés dans ce petit fascicule, à vous ensuite de vous renseigner, de creuser et d'approfondir chaque sujet, chaque idée.

Vous sont présentés également, en fin d'ouvrage, plusieurs tableaux explicatifs et récapitulatifs ainsi qu'un tableau type pour tout retranscrire, votre évolution et vos progrès, au jour le jour.

Il est important de noter que tout changer radicalement du jour au lendemain n'est pas la bonne méthode ! Comme tous les régimes basés sur la privation d'ailleurs.
S'y atteler progressivement, voilà la clé du succès !

Il s'agit finalement de retrouver un bon sens perdu et se reconnecter à soi-même, à son corps, à son psychisme.

Je mets en garde toutes celles et ceux qui seraient tentés de se lancer dans cette aventure en stoppant leur traitement médical. Ce n'est absolument pas le but recherché et ce serait totalement irresponsable.

Ce manuel n'est en rien thérapeutique, il est tout simplement le témoignage de ce que j'ai découvert, appris, expérimenté et qui a marché pour moi ; ce pourquoi j'ai souhaité partager mon expérience.

Mais nous sommes tous différents et ce qui marche pour une personne peut ne pas fonctionner pour une autre et vice-versa.

Ce qui est sûr, par contre c'est que vous vous sentirez mieux, de toute façon.

A titre personnel je peux certifier qu'à partir de l'instant où j'ai commencé à mieux m'alimenter et à améliorer mon hygiène de vie, j'ai ressenti des bienfaits significatifs et cela au bout de 2 semaines seulement ! Ce qui m'a évidemment motivé à poursuivre sur cette voie.

Mais encore une fois, chacun est différent, cela peut prendre plus ou moins de temps selon le terrain, selon chacun.

Vous pourrez donc vous évaluer au jour le jour grâce à ce guide.

Alors tentez l'aventure, essayez, amusez-vous, expérimentez car il est toujours plus plaisant de décider de sa vie plutôt que de la subir. Et il n'est jamais trop tard !!!

Bon retour à vous même !

La réussite d'une bonne remise en forme s'articule à mon sens autour de 6 points essentiels que nous allons développer dans les pages suivantes :

1 – L'alimentation
2 – Les associations alimentaires
3 – Détox - Jeûnes
4 – L'équilibre acido-basique
5 – La force psychique, la force physique
6 – Le sommeil

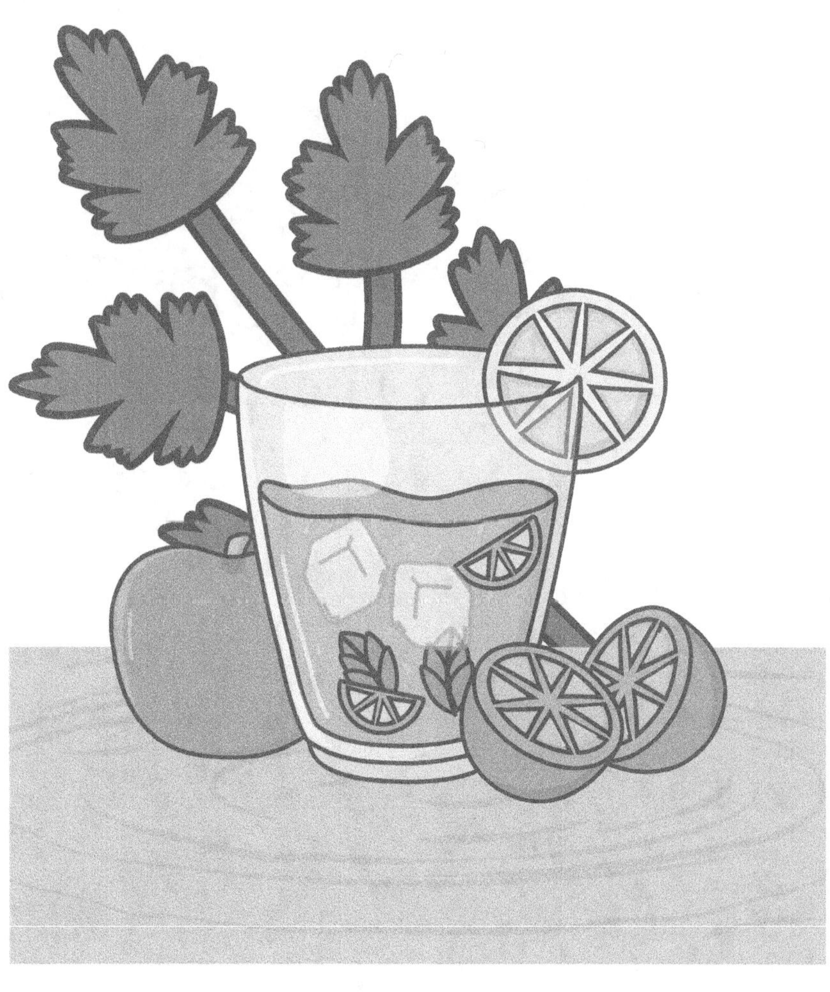

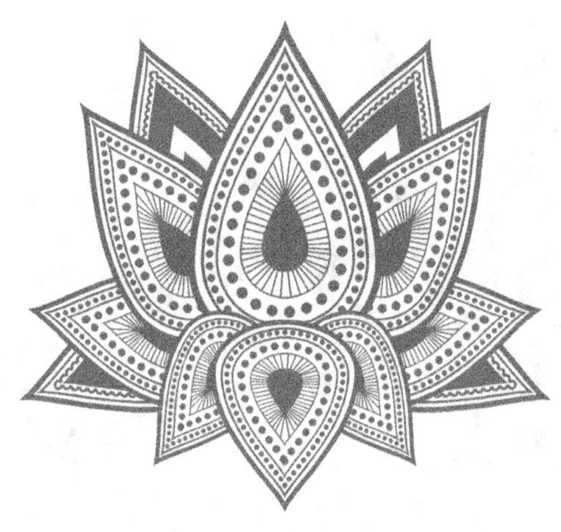

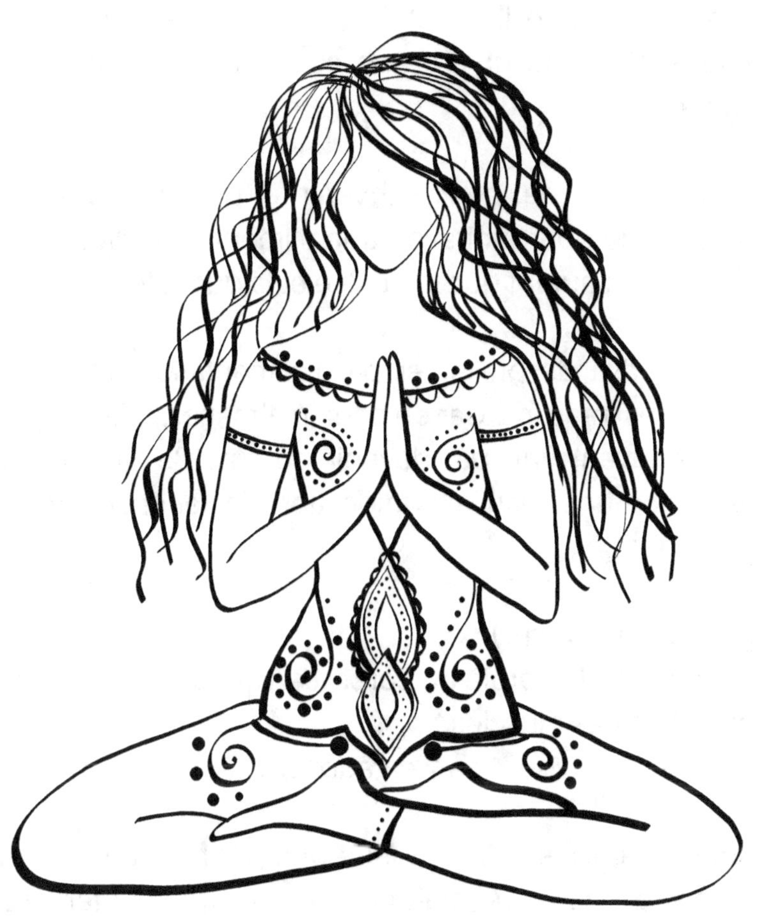

L'ALIMENTATION

Notre principal source d'énergie vient des éléments qui constituent ce que nous mangeons :
Les protéines, les glucides, les lipides, l'eau et les sels minéraux.

Lors de la digestion ils vont être transformés et devenir des nutriments : **Glucose, glycogène, acides aminés, vitamines et minéraux.**

Un aliment seul ne peut subvenir à tous les besoins de l'organisme, ce pourquoi avoir une alimentation diversifiée est important. Tout autant que la qualité et la quantité.

Il est primordial de préserver par l'alimentation son système digestif et ses intestins. Car en effet, malmenés, à la longue, les intestins peuvent finir par devenir poreux. Ce qui aura pour conséquence une mauvaise digestion déclenchant des états inflammatoires.

Les glucides (le sucre)
Ils apportent de l'énergie au corps, servent au fonctionnement du cerveau et des muscles.
Les glucides se divisent en 2 catégories :

Les sucres rapides : ils vont faire grimper rapidement le taux de glucose dans le sang mais ce taux finira par chuter lui aussi rapidement.

Les sucres lents : ils vont faire grimper lentement le taux de glucose dans le sang, mais lorsque ce dernier finira par redescendre, se sera moins brusquement qu'avec les sucres rapides. Donc pas de fameux « coup de barre ».

Les glucides servent donc d'énergie. Si l'organisme en détient suffisamment pour fonctionner correctement, le surplus est stocké dans le foie comme « réserve » en cas d'insuffisance, d'hypoglycémie.

Mais si on absorbe plus de sucre que le corps ne peut en utiliser, en stocker, ou en éliminer, il finira transformé en gras.

Les aliments principaux, source de bons sucres :
Fruits frais, légumes verts, légumineuses, pain complet

Les aliments principaux, source de mauvais sucres :
Riz blanc, pain blanc, gâteaux, biscuits, bonbons

L'index glycémique :
Les aliments contenant des glucides sont classés selon leur impact sur le taux de glucose dans le sang 2 heures après leur ingestion : c'est l'index glycémique.

Il permet de connaître la rapidité de hausse du taux de sucre dans le sang pour chaque aliment ingéré.

Plus l'index est élevé, plus le taux de sucre monte rapidement et déséquilibre la glycémie.

Cela va immédiatement provoquer une forte sécrétion d'insuline, réaction de l'organisme pour faire baisser le taux de sucre.

Rapidement, une sensation de faim est ressentie alors que l'on vient de s'alimenter. A long terme, la consommation régulière d'aliments à index glycémique élevé génère un risque de prise de poids, de diabète de type 2 et de maladies cardiovasculaires. Par contre les aliments à index glycémique faible permettent de se sentir plus rapidement rassasié et ainsi de moins manger.

Cela permet aussi au pancréas de réagir et de fonctionner plus « normalement ».

Les Lipides (vitamines et matière grasse)

Ils apportent à l'organisme la matière grasse et aide a constituer les paroi cellulaires.

C'est aussi une source d'énergie, ils aident à la production d'hormones et sont une sources de plusieurs vitamines.

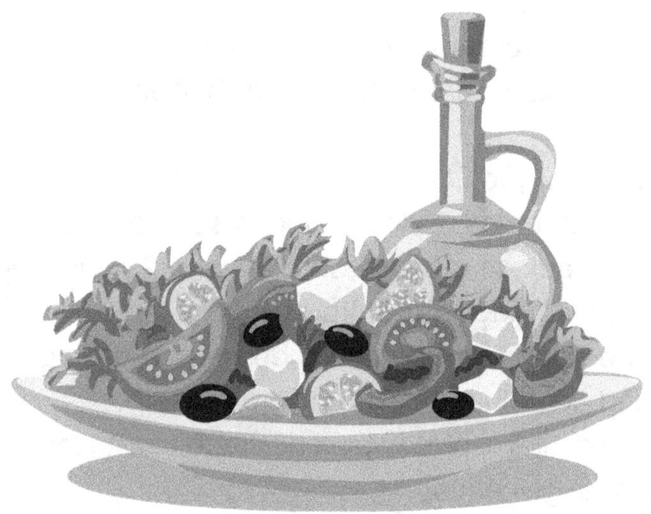

Il existe principalement 2 catégories de lipides :

Les acides gras saturés :

Les œufs, les produits laitiers, le gras de viande.

Les acides gras insaturés :

Huiles végétales (vierge et première pression à froid) et les fruits oléagineux (fruits secs).

Les acides gras insaturés sont nettement plus digestes que les acides gras saturés.

Les protéines

Les protéines apportent des acides aminés essentiels au bon fonctionnement du corps, mais en trop grande quantité elles créent des toxines.

Les aliments contenant des protéines :
Les viandes, les poissons, les produits laitiers, les lentilles et les légumineuses.

Les viandes
Elles contiennent des protéines, des lipides, des vitamines et des minéraux.
On privilégiera les viandes blanches, bien cuites et peu grasses comme la dinde ou le poulet.

Les œufs
L'oeuf est le seul aliment qui contient tous les acides aminés indispensables au bon fonctionnement de l'organisme.

Les poissons
Les poissons contiennent des acides gras polyinsaturés (oméga 3) qui participent à la constitution des membranes cellulaires et à la synthèse d'hormones. Ils sont facilement digérable par l'organisme, surtout les poissons non gras à chaires blanches.

Les produits laitiers
La molécule du lait (surtout de vache) est difficilement digérables par les adultes. Le lait de chèvre ou de brebis sont à privilégier.

Les légumineuses

Elles sont riches en protéines végétales, en glucides, en minéraux, vitamines et pauvres en matières grasses.

Sels minéraux

Leurs rôles dans l'organisme : activité cardiaque, entretien des cheveux, de la peau et régulateur de la circulation sanguine.

Les principaux sels minéraux sont le calcium, le fer, le magnésium et le sodium.

Calcium : oléagineux, légumes verts, légumineuses, produits laitiers.

Fer : soja, tofu, poissons, volailles, viandes rouges.

Magnésium : oléagineux, légumes verts, certaines eaux minérales.

Sodium : sel de table, fromage.

L'idéal est une alimentation bio et/ou d'excellente qualité, toujours en quantité raisonnable (s'arrêter de manger juste un peu avant de se sentir rassasié).

- Manger diversifié : légumes et fruits sans retenue.

- Respecter autant que possible les associations alimentaires pour une bonne digestion et une assimilation optimale des nutriments.

- Prendre son temps pour manger et le faire en pleine conscience. Ne pas s'éparpiller pendant le repas (genre regarder la télévision, bavarder ou surfer sur internet).

- Bien mâcher les aliments avant de les avaler (la digestion commence dans la bouche). Prenez une bouchée, reposez votre fourchette, mâchez tranquillement, avaler, reprenez votre fourchette, reprenez une bouchée etc.
Cela permet de freiner la gloutonnerie naturelle qui s'empare de nous lorsque l'on a faim.

- Ne buvez pas trop pendant les repas car cela dissout les sucs gastriques.

- Privilégiez les aliments naturels tel les fruits et les légumes riches en eau et minéraux et bannissez les produits industriels transformés.

- Evitez tous les aliments gras, trop sucrés et diminuez votre consommation de protéines animales.

- Privilégier les aliments crûs : s'alimenter avec des aliments crûs préserve ses qualités nutritives. Cuire les aliments les tuent, dans la mesure où les vitamines contenues dans les aliments disparaissent à 80 % lorsqu'ils sont cuit.

Il ne s'agit pas de se priver ou de se faire violence mais de se rééduquer !
Appréhendez tout cela avec joie, bonne humeur et de manière ludique. La contrainte ne vous mènera à rien.

Petit à petit vous allez reprendre les bonnes habitudes, les bons réflexes, et surtout, vous sentant en meilleur forme, vous allez avoir envie de poursuivre.

Bien entendu, un « craquage » n'est pas dramatique. Sachez aussi vous faire plaisir. Si vous avez envie d'un bon gros éclair au chocolat bien calorique, pas de panique. Une fois de temps en temps, faites vous plaisir.

Si votre alimentation habituelle est raisonnée et de qualité, l'organisme évacuera l'éclair facilement et rapidement, il est programmé pour cela. L'idée étant de ne pas en consommer tous les jours et en quantité.

De toute façon vous constaterez par vous même, et plus rapidement que vous ne l'auriez pensé, que vous n'avez plus du tout envie de ce type d'alimentation.

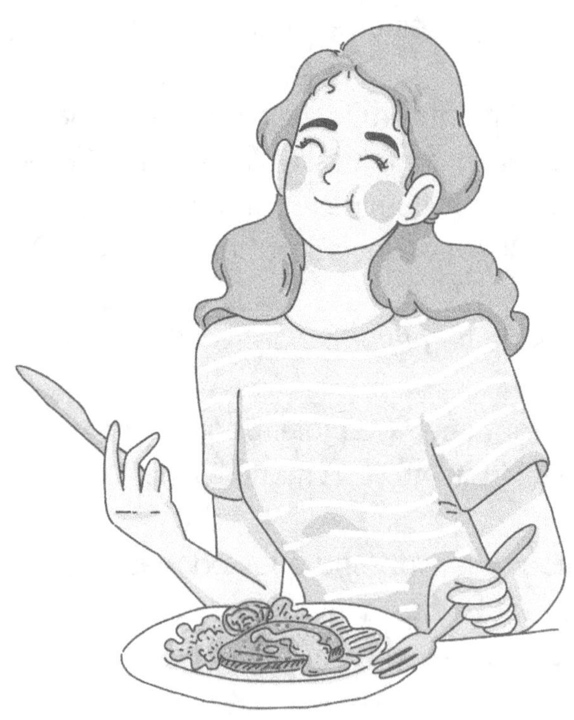

Végétariens, végétaliens, végans

Végétariens :
Ne mangent pas d'animaux, ni viandes ni poissons.

Végétaliens :
Ne consomment aucun produit d'origine animale, ni viande, ni lait, ni œufs, ni miel.

Végans :
Du point de vue de l'alimentation, ce sont des végétaliens, mais c'est aussi une philosophie de vie.
Les végans excluent tout ce qui est issu de l'exploitation animale : chaussure et tout autre produit en cuir, cosmétiques testés sur les animaux, visite de zoos, équitation etc

Aujourd'hui fortement médiatisés et comptant toujours plus d'adeptes, le végétarisme, le végétalisme et le véganisme font partie des « options » permettant de retrouver santé et bien-être.

Chacun a des raisons différentes de s'engager sur l'une de ces voies : Bien être digestif, sensibilité et philosophie personnelle, cause animale etc...

Il n'y a ici encore, absolument aucune obligation. Chacun choisira selon sa vision des choses, ses envies et ses possibilités. Avec ces « régimes » spécifiques il faut toutefois veiller à ne pas se retrouver en carence de quoi que ce soit. (arguments récurrents des opposants aux végétariens et végans mais qu'il faut malgré tout ne pas prendre à la légère).
Bien se renseigner, bien se préparer, faire éventuellement un bilan sanguin une ou 2 fois dans l'année et au moindre doute, consulter un professionnel de santé.

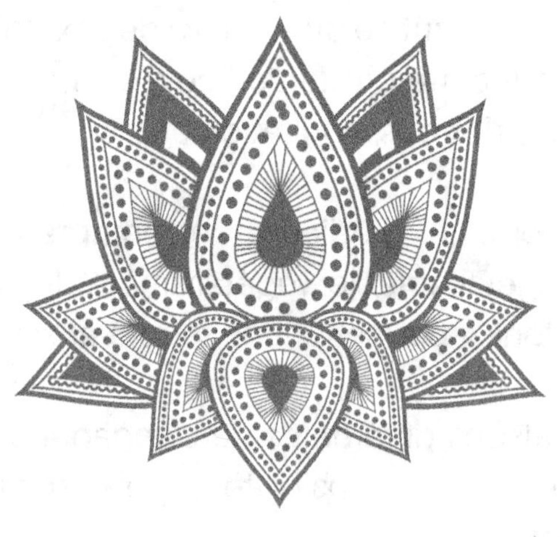

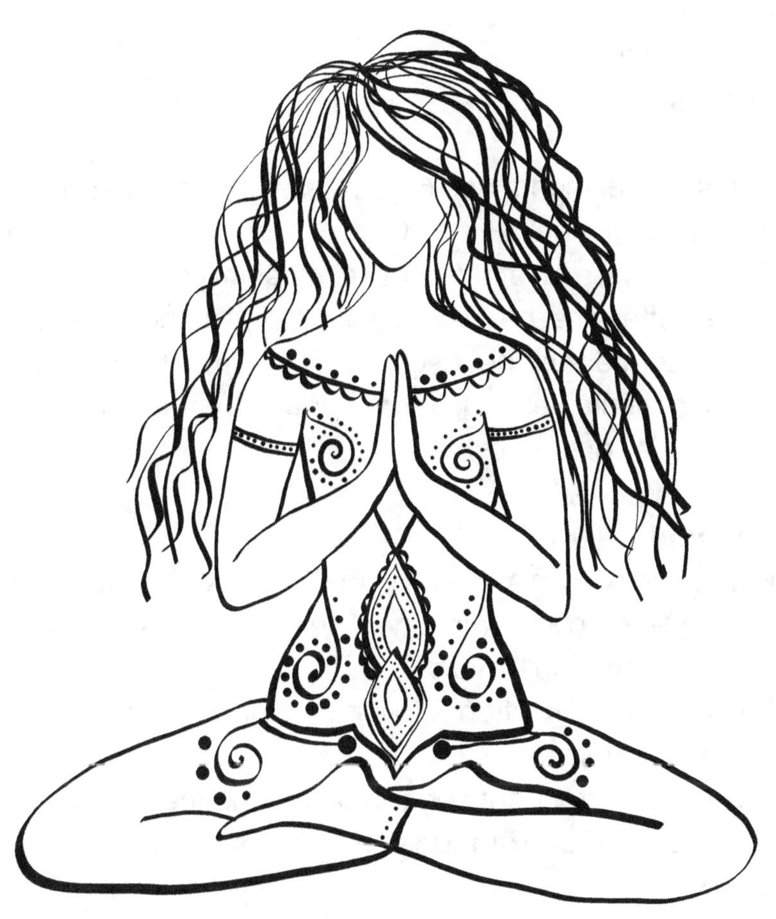

LES ASSOCIATIONS ALIMENTAIRES

Pour comprendre le principes des associations alimentaires il faut comprendre qu'il y'a 5 grandes catégories d'aliments :

1 - Les amidons
2 - Les farineux
3 - Les protéines
4 - Les légumes
5 - Les fruits

Les différents aliments des 5 grandes familles ci-dessus ne se digèrent pas tous de la même façon, ni aux mêmes endroits, ni à la même vitesse, ni et avec les mêmes enzymes. Et surtout, 2 enzymes différents ne peuvent agir en même temps ! (les enzymes permettent de dégrader les aliments en éléments unitaires assimilables que l'on appelle nutriments : acides aminés, acides gras, oses)

Un exemple :
Vous dégustez du poisson (protéine) avec du riz (amidons).
Pendant que le poisson est digéré, le riz "attend son tour" dans le bol alimentaire (ou l'inverse).
Il en résulte une digestion 2 fois plus longue. Donc 2 fois plus d'énergie dépensée.
De plus le riz « attendant son tour » commence à se dégrader/ fermenter et perd une grande partie de ses nutriments.

Afin d'améliorer et d'optimiser la digestion et donc de profiter un maximum des nutriments ingérés et de dépenser un minimum d'énergie vous pouvez suivre les conseils suivants :

1 - Manger les aliments les plus digestes en début de repas,

cela évitera la fermentation de certains aliments « attendant leur tour »

2 - Les fruits se mangent en dehors des repas ou 30min avant le repas. En effets, les fruits se digèrent en une vingtaine de minutes. Si ils attendent leur tour ils vont fermenter, vous aurez des renvois et les nombreux nutriments qu'ils contiennent auront disparus quand viendra leur tour d'être digérés.

3 - Manger des légumes verts tant que vous le pouvez, ces derniers se digèrent facilement et ne surchargent pas l'organisme. Ils apportent énormément de nutriments et ont de grandes capacités drainantes.

4 - Légumes et légumineuses s'associent très bien ensemble.

5 - Ne pas mélanger protéines et féculents et ne manger qu'un seul type de protéine par repas ! Par exemple éviter steak + oeufs sur le plat.

Il est malgré tout possible de s'autoriser les protéines faibles avec amidons forts et les protéines fortes avec des amidons faibles.

6 - Ne pas trop boire pendant le repas (même de l'eau).
En effet, l'eau absorbée en trop grande quantité aura tendance à diluer les sucs digestifs et donc a ralentir la digestion

7 - Les légumes se digèrent avec à peu près tout, alors abusez en, autant que vous le pouvez.

Le tableau ci-dessous résume les bonnes et mauvaises associations alimentaires et vous trouverez facilement sur internet des exemples de menus vous permettant de les respecter.

En suivant ces préceptes vous améliorerez grandement votre digestion (absorption optimale des nutriments contenus dans les aliments et une énergie préservée).

Essayez et constatez les effets.

TABLEAU DES ASSOCIATIONS ALIMENTAIRES

👍 Recommandé   X A éviter

	PROTEINES	FECULENTS	LEGUMES	FRUITS
PROTEINES	👍	X	👍	X
FECULENTS	X	👍	👍	X
LEGUMES	👍	👍	👍	X
FRUITS	X	X	X	👍

- PROTEINES : Poissons - Viandes - Produits laitiers
- FECULENTS : Céréales - Légumineuses - pommes de terre
- FRUITS : Doux - mi-Acides - Acides

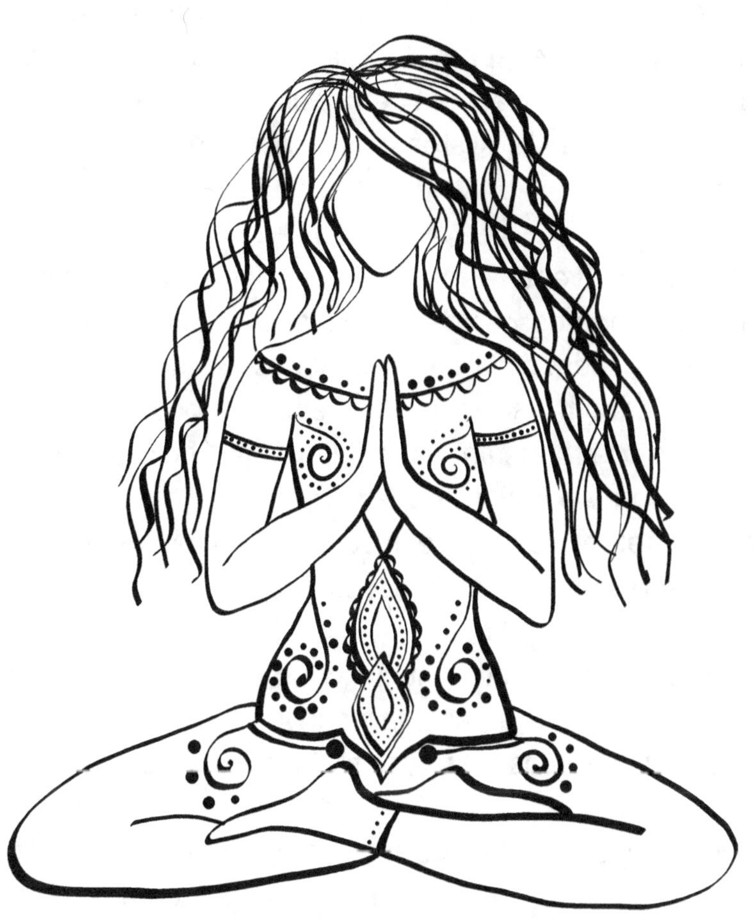

DETOX - JEÛNE

De mauvaises pratiques alimentaires, le tabac, l'alcool, le stress chronique, un sommeil de mauvaise qualité, surchargent le corps de différentes toxines qu'il est souhaitable d'évacuer régulièrement.

Cette détoxification se fait naturellement pendant le sommeil ou une séance de sport. L'organisme est conçu pour se détoxifier lui-même grâce aux émonctoires (le sang, le foie, les intestins, la peau, le système lymphatique, les reins et les poumons)

Mais le plus souvent, avant que ces « déchets » souvent trop nombreux (générés par de mauvaises pratiques, notamment alimentaires), aient finis d'être évacués nous en ajoutons de nouveaux encore et encore et encombrons toujours plus l'organisme de substances nocives qui finissent par être stockées un peu partout dans le corps.
Ce dernier étant saturé, cela occasionne maladies, prise de poids et autres problèmes de santé.

Une bonne pratique alimentaire vous permettra de détoxifier naturellement et pas à pas. Mais souvent cela ne suffit pas car nous produisons sans cesse des toxines, le corps en est saturé.

Lorsque nous avons l'habitude de prendre 3 repas par jour, le système digestif est sans cesse en fonctionnement. Alors que l'organisme fait appel à une quantité importante d'énergie pour digérer, il n'a pas possibilité d'en fournir encore plus pour évacuer toutes ces toxines.

L'idée du jeûne est de mettre le système digestif au repos, totalement ou partiellement afin de permettre à l'organisme de se nettoyer et de se régénérer.

Il existe plusieurs sortes de jeûne.
Les principaux sont :

Le jeûne Hydrique

Abstinence de toute nourriture solide pendant une période choisie, seul l'eau est absorbé (car l'eau ne se digère pas).

Jeûne Sec

Abstinence de toute nourriture solide ou absorption de liquide pendant une période choisie.

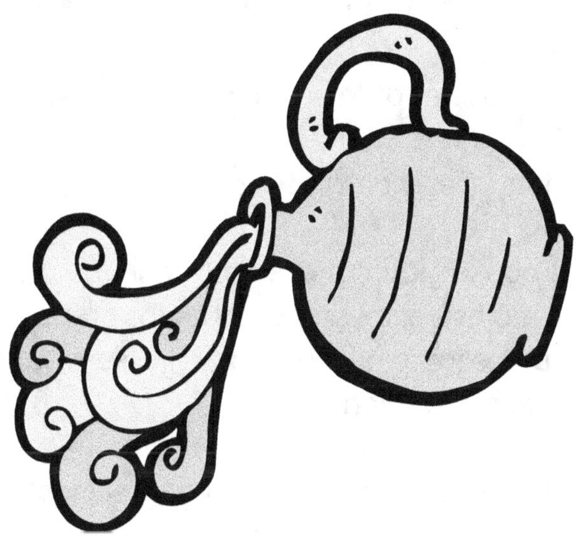

Jeûne intermittent

Le système digestif est mis au repos une partie de la journée. Par exemple on dîne vers 19h et on ne remange le lendemain qu'à 19h. Ou bien on prend son repas à 20h et le prochain repas ne sera que le lendemain à midi.

Choisissez ce qui vous convient le mieux.

Les monodiètes

Pendant 1 ou plusieurs jours on ne mange que le même type d'aliments à chaque repas.

Des bananes par exemple (et seulement des bananes), au petit déjeuner, au déjeuner et au dîner.

Vous pouvez faire de même avec des carottes :

Carottes crues au petit déjeuner, carottes rappées à midi et purée de carotte le soir.

Cela permet au système digestif de fonctionner au ralenti, sans vous priver de toute alimentation.

Mais attention, ne vous lancez pas dans le jeûne sans avis médical, notamment avec les jeûnes classiques ou hydriques de plusieurs jours.

Surtout si vous souffrez d'un ou plusieurs problèmes de santé.

Comme toujours, allez-y progressivement.

Il est évident que les jours précédant un jeûne on commence déjà à un peu moins s'alimenter et en moins grande quantité.

De même pour les jours qui suivent la fin d'un jeûne, il faut se réalimenter progressivement.

Une cure détox passe obligatoirement par l'alimentation.

- Privilégiez les aliments naturels tel fruits et légumes riches en eau et minéraux et bannissez les produits industriels transformés.

- Raisins, kiwis, pamplemousses, oranges.

- Légumes vert crus ou cuisinés à l'huile d'olive (pas de matière grasse).

- Céleri, persil, ail, oignon, carottes.

- Buvez des jus de légumes (choux, épinards, artichauts, betteraves).

- Evitez tout aliment gras et trop sucré.

- Restreignez votre consommation de protéines animales.

- Le matin à jeûne, buvez un verre d'eau chaude/tiède mélangé a du citron pour nettoyer efficacement votre foie.

- Et bien sûr, optimisez la qualité de votre sommeil (voir le chapitre sur le sommeil).

En suivant ses principes, votre corps va se détoxifier petit à petit, votre système digestif enfin se reposer et vous allez gagner en énergie et en bien-être !!!

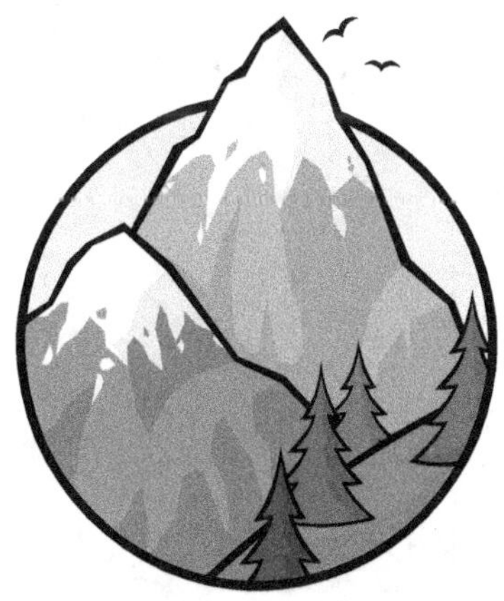

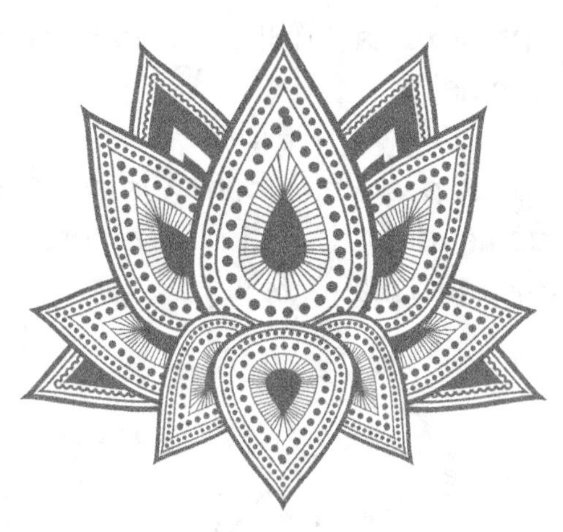

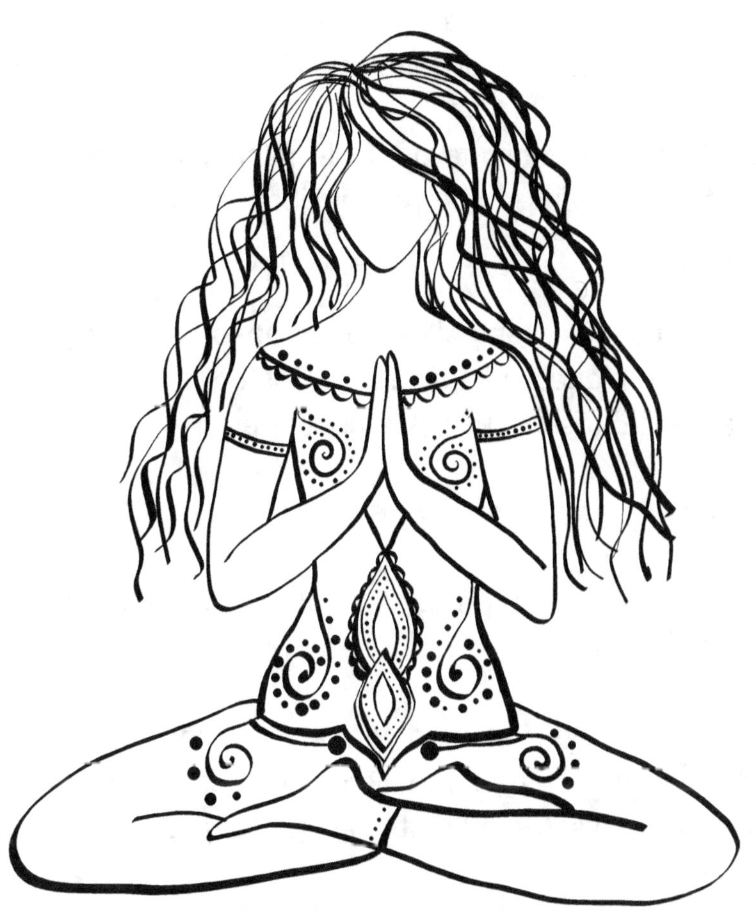

L'EQUILIBRE ACIDO-BASIQUE

L'équilibre acido-basique c'est l'équilibre entre l'acidité et l'alcalinité (basique) du corps.

Lorsque cet équilibre est rompu et que le corps contient trop d'acidité l'organisme va alors puiser dans nos réserves alcalines (notamment osseuse) de calcium, de magnésium et de potassium pour neutraliser cette acidité.

Ce qui à terme favorise la perte de minéraux essentiels dans l'organisme. Le corps régule cet équilibre grâce aux poumons et aux reins.

Les conséquences éventuelles d'une trop forte acidité :
Fatigue chronique, inflammations, ostéoporose, problèmes articulaires, arthrose, douleurs lombaires etc...

Les causes :

C'est la qualité ou non de notre alimentation qui l'influence en grande partie.

- Trop de produits fortement protéinés, consommés en trop grande quantité et trop régulièrement comme la viande, le poisson, les œufs, les produits laitiers favorisent l'acidification du corps.

- La trop faible consommation de fruits et légumes.

- Les aliments très riches en sel.

- Ne pas boire assez d'eau au profit de sodas très riches en sucre participe également à l'acidification de l'organisme.

Mais l'alimentation n'est pas la seule cause. Le stress, le manque d'activité physique, le manque d'oxygénation (pollution, tabac, pesticides) en sont aussi responsables.

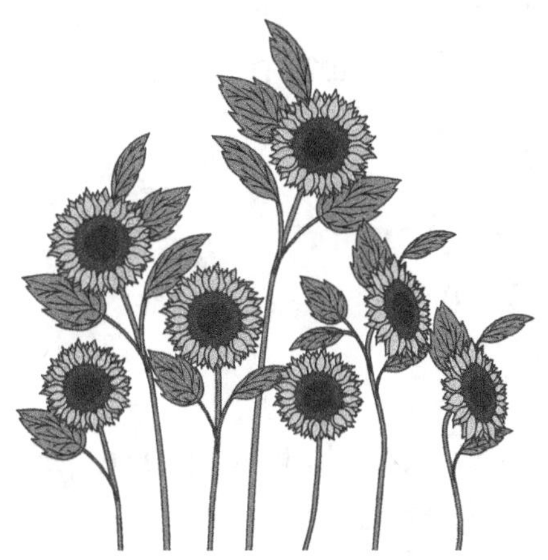

Comment y remédier :

Dans un 1er temps, il vous faudra mesurer l'acidité de votre organisme d'une façon très simple. Grâce votre urine.
L'on trouve facilement en pharmacie ou en magasin bio ce que l'on appelle du « papier tournesol ».
Ce papier change de couleurs en fonction de l'acidité ou l'alcalinité de votre urine.
Vous comparez la couleur de la petite bande de papier que vous venez d'utiliser avec le tableau colorimétrique fourni et vous saurez immédiatement quel est votre taux d'acidité.

Un PH de 7 à 6,5 est neutre
en dessous de 6,5 il est acide
au dessus de 7 il est alcalin

Bien sûr l'idéal est d'être neutre, mais comme expliqué ci-dessus, cela peut dépendre de beaucoup de facteurs.

Le résultat peut-être acide à un moment de la journée et devenir neutre ou alcalin quelques heures plus tard.

Ce pourquoi il est intéressant de faire le test plusieurs fois dans la journée (toujours avant un repas) pour comparer les résultats avec l'activité et/ou l'alimentation du jour.

Mesurez votre PH 3 fois par jours :
1 - La seconde urine du matin.
2 - Avant le repas de midi.
3 - Avant le repas du soir

Vous pourrez noter vos résultats au jour le jour dans le tableau type présenté aux pages suivantes.

Ne mesurez jamais la 1ère urine du matin car elle sera fortement et DOIT être acide !
Les reins ont travaillés pendant votre sommeil pour évacuer le surplus d'acidité de votre organisme ! C'est donc tout à fait normal !

Et si vous êtes acide, pas de panique, suivez les conseils suivants, cela devrait progressivement s'améliorer :

Comment faire baisser le taux d'acidité :

- Réduisez tant qu'il vous est possible votre consommation de produits fortement salé tel la charcuterie, le pain, le fromage et les plats préparés industriels.

- Réduisez la consommation de produits très acidifiants au profit d'aliments alcanisants. Les légumes verts et colorés sont basifiants, tout comme la pommes de terre et la banane.

- Stoppez les sodas et autres boissons sucrés et buvez de l'eau essentiellement (1,5 litre minimum par jour) ou certaines tisanes.

- Evitez ou éliminez totalement alcool et tabac.

- Réduisez votre consommation de viande.

- Améliorez tant que vous le pouvez la qualité de votre sommeil (voir chapitre sur le sommeil)

- Réduisez le stress ; et si vous avez une activité professionnelle sédentaire prenez le temps au moins une fois dans la journée, d'aller marcher, si possible dans la nature pour vous vider la tête et faire le plein d'ions négatifs.

- Yoga et techniques respiratoires peuvent fortement vous aider à réduire le stress.

Faites le test d'urine et débutez par ce qui est le plus facile pour vous et ce qui vous parle pour ensuite poursuivre progressivement !

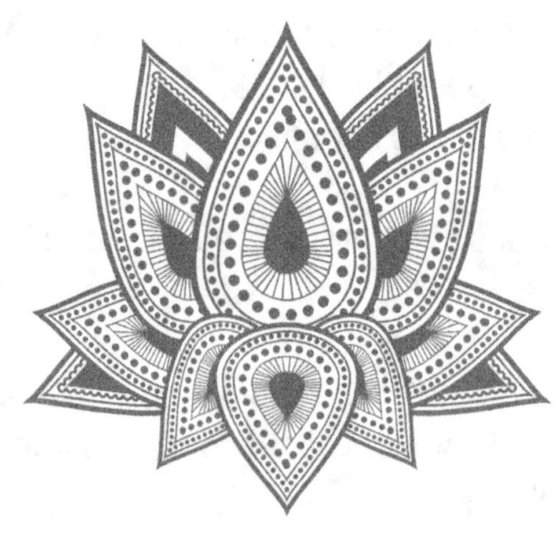

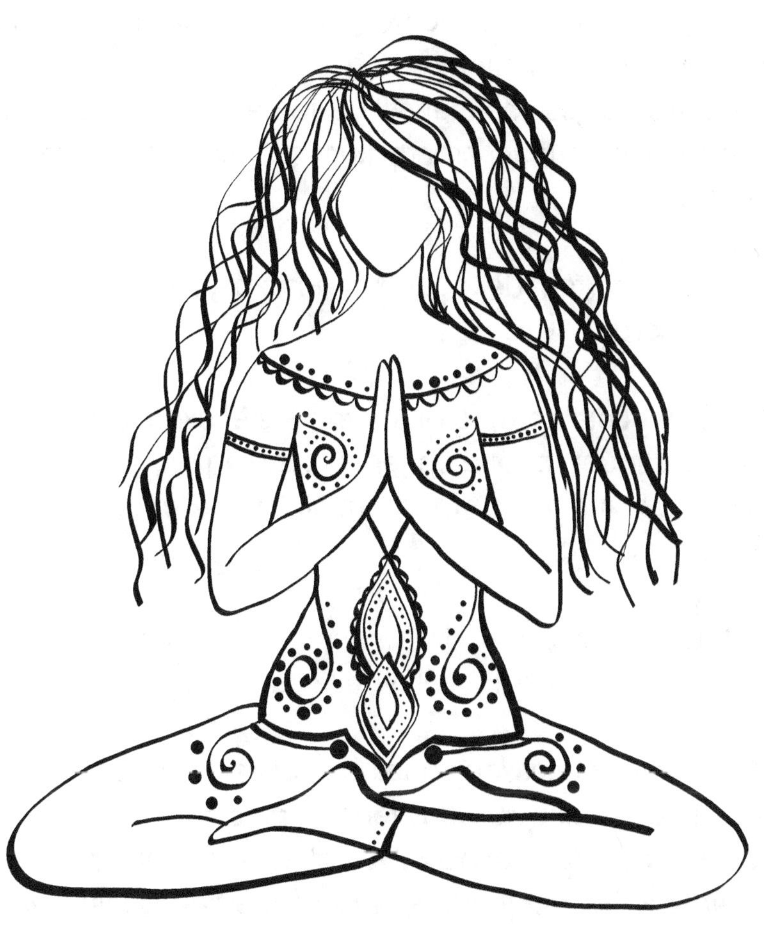

LA FORCE PSYCHIQUE
LA FORME PHYSIQUE

Chacun connaît le vieil adage : un esprit sain dans un corps sain ! Rien n'est plus vrai que cette maxime.
En effet nous avons vu que le stress, l'anxiété, le mal être, ont un impact sur l'organisme.

Il est difficile de revivifier son organisme si on ne va pas bien dans sa tête et inversement.
Lorsque le corps est malmené il y a forcement un impact sur le psychologique (fatigue, procrastination, image négative de soi, déprime etc...)

Il est donc important de régénérer notre psychisme tout autant que notre corps.

Il existe pour cela nombre de méthodes et exercices que vous pouvez pratiquer quotidiennement, quelques jours dans la semaine ou même simplement le week-end, selon vos disponibilités.

Dans tous les cas, prenez du temps pour vous, trouver le moment qui vous convient et tenez vous-y !

Vous trouverez ci-dessous quelques pistes et idées, à vous de vous orienter vers ce qui vous tente le plus.
La liste n'est pas exhaustive bien évidemment. Il y a énormément de pratiques mais pas de méthodes miracles.

Essayez !!!

Si cela vous convient et vous fait progresser, continuez, persévérez. Ca ne vous parle pas ? Tentez une autre technique et tirez en le maximum de bénéfices.

Certaines méthodes peuvent paraître un peu plus « ésotériques »que d'autres, c'est à vous de voir ! C'est vous qui décidez !

LE YOGA

Un classique : il s'agit d'un ensemble d'exercices respiratoires et de postures permettant d'apporter un bien-être autant au corps qu'à l'esprit. Il existe de nombreux types de Yoga différents avec chacun leurs spécificités (Hatha Yoga, Kundalini Yoga, Yoga Nidra, Vinyasa Yoga, etc....)

LA MEDITATION

Cette pratique à pour objectif de trouver la paix intérieure, la vacuité de l'esprit, le silence mental, des états de conscience modifiés, ou plus pragmatiquement, la simple relaxation cérébrale.

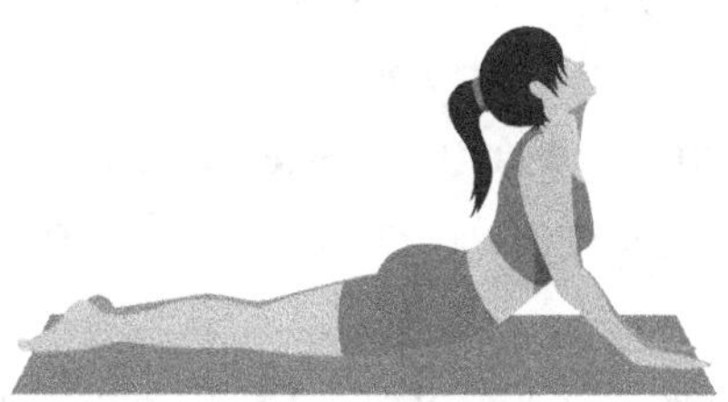

LES EXERCICES RESPIRATOIRES

Il existe ici aussi un bon nombre de techniques respiratoires différentes. Mais globalement, toutes ces méthodes apportent des bienfaits identiques : Augmentation de l'oxygénation du sang, diminution du stress, augmentation de la vitalité, amélioration de la gestion des émotions, du sommeil, de la concentration, augmentation du renforcement du système immunitaire.

Respiration profonde, respiration abdominale, cohérence cardiaque, respiration diaphragmatique, respiration avec rétention d'air etc...

Encore une fois, à vous de choisir ce qui vous convient le mieux.

LES 5 TIBETAINS

Ces cinq exercices gardés secrets depuis des millénaires dans des monastères retirés de l'Himalaya ont été révélés au monde occidental dans les années 1930 par Peter Kelder.

Ils ont pour bienfaits l'augmentation de l'énergie vitale, notamment par l'étirement des méridiens.

Considérés comme une pratique augmentant la longévité, les 5 tibétains assouplissent et renforcent le corps physique.

L'EXPOSITION AU FROID

Le froid stimule le métabolisme et aide à brûler les mauvaises graisses en faisant appel à nos graisses brunes.

Grâce au froid, ces graisses brunes éliminent les graisses blanches stockées dans le ventre et les cuisses.

L'exposition au froid permet également de détoxifier l'organisme, d'améliorer la qualité du sommeil, la concentration et encourage l'activation du mécanisme d'auto-guérison naturel du corps.

Bain froid ou douche froide, allez y progressivement.

Pour la douche, débutez avec de l'eau tiède et petit à petit baissez la température.

Commencez par les pieds, les jambes et remontez progressivement. Augmentez pas à pas le temps d'exposition.

Lorsque l'hiver vous avez froid mais que c'est encore supportable, ne vous couvrez pas de suite, ne montez pas le chauffage.

Réhabituez votre corps à gérer de lui même les variations de température, votre organisme, avec le temps, s'en trouvera renforcé.

LE QI GONG

Il s'agit d'une gymnastique traditionnelle chinoise, de techniques respiratoires fondées sur la connaissance et la maîtrise du souffle associant mouvements lents, exercices de respiration et de concentration.

Les effets d'une pratique régulière du Qi Gong sont l'augmentation de la qualité de vie, la longévité, le développement intérieur, allant, selon certains, jusqu'au don de guérison et d'autoguérison.

BALLADE DANS LA NATURE

En plus des bienfaits de la marche sur l'organisme, vous promener dans la nature vous fera faire le plein d'ions négatifs, ce qui améliorera entre autres votre humeur, votre qualité de sommeil et votre concentration. En effet, le rayonnement solaire, le vent en montagne ou dans les arbres, la pluie créent naturellement des ions négatifs qui purifient et rafraîchissent l'air. Alors dès que vous le pouvez, prenez le temps de vous ressourcer en pleine nature tout en faisant de l'exercice !

LES MASSAGES

Le massage agit sur le système nerveux en favorisant la production d'endorphine, de dopamine et de sérotonine. Il permet de libérer les tensions du corps, apaise et apporte bien-être et détente.

Il existe énormément de types de massages différents : suédois, californien, ayurvédique, balinais etc... A vous de choisir !

LES BAINS DERIVATIFS

Il s'agit d'une technique consistant à refroidir artificiellement le périnée dans le but de ramener au niveau de l'intestin les toxines éparpillées dans l'organisme.

Avec un gant de toilette trempée dans de l'eau froide que l'on fait glisser d'avant en arrière sur le périnée pendant une vingtaine de minute, on facilite le refroidissement de ce dernier. Attention, il faut que le reste du corps soit chaudement couvert pendant la séance. Elimination des toxines, regain d'énergie et sensation d'apaisement sont les bien-faits principaux de cette technique.

L'AYURVEDA

Il y a plusieurs milliers années, en Inde, l'Ayurveda a été élaboré pour diagnostiquer les déséquilibres du corps et de l'esprit finissant par se manifester sous forme de maladies, et autres symptômes. C'est un système de médecine holistique et préventive.

Il invite à réadapter son mode de vie afin de retrouver santé et harmonie.

Retrouver l'équilibre du corps grâce à une hygiène de vie adaptée à chacun par l'alimentation, les massages, les plantes et autres techniques traditionnelles est l'objectif de la médecine ayurvédique.

L'Ayurveda est une médecine traditionnelle reconnue et répertoriée par l'OMS comme étant un système de santé naturel et traditionnel.

L'AUTO-HYPNOSE

C'est la pratique de l'hypnose sur soi-même, sans la guidance d'une tierce personne.

Une fois atteint un état de conscience modifié allié à une profonde détente du corps, on s'applique des suggestions mentales directes afin d'induire de nouveaux comportements que l'on veut modifier ou défaire. Eradiquer des idées négatives et suggérer des idées positives à la place.

On peut agir aussi sur nos comportements, les améliorer, les substituer aux profits d'autres nous convenant mieux.

LE REIKI

Le Reiki est une méthode de soins d'origine japonaise basée sur des soins énergétiques par imposition des mains.

Il est imilaire au magnétisme, à la seule différence que le praticien ne transmet pas sa propre énergie, mais capte l'énergie environnante et la retransmet.

Le Reiki a été fondé par le Japonais Mikao Usui à la suite d'une révélation mystique.

Le but du Reiki est de soulager les souffrances, d'apporter la paix de l'esprit et du corps et un bien-être en général.

L'ART

Par la musique, la peinture, l'écriture, le dessin, la sculpture ou toute autre discipline artistique qui résonne en vous, prenez contact avec votre vie intérieure, vos sentiments, vos rêves, votre inconscient, pour les exprimer et les transformer.

Peu importe que vous soyez doué ou non, que cela plaise à vos amis ou votre famille, (il y aura de toute façon toujours quelqu'un pour critiquer) créez, composez , libérez vous !

L'ENNEAGRAMME

L'ennéagramme est, à l'origine, une figure ésoterique ancienne, réintroduit en occident au début du 20ème siècle par Georges Ivanovich Gurdjieff.

Il s'agit d'une typologie décrivant 9 types de personnalités, détaillant pour chaque type la façon spécifique de réagir et de se comporter en état de défense/stress/évitement ou en état de calme/bien-être.

L'étude de l'ennéagramme permet d'intégrer le fait que chaque personne, en fonction de ses expériences, son éducation, ses peurs, ses espoirs ou sa culture réagit et se comporte différemment face à une situation.

Les 9 types sont représentés sur une figure géométrique par neuf points inscrits dans un cercle.

De façon détournée il est utilisé de nos jours en management et par les recruteurs.

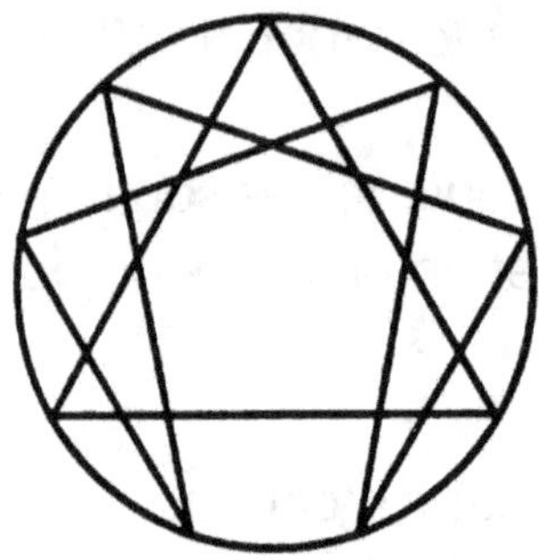

LA PNL

La Programmation Neuro-Linguistique (PNL) est un ensemble de techniques de communication et d'amélioration de soi.

Nos agissements et réactions sont le produit de nos expériences (bonnes ou mauvaises), de notre vécu, notre éducation.

Parfois tout cela est tellement ancré en nous que nous nous comportons et agissons par « réflexe » , par habitudes.

En quelque sorte nous réagissons à une « programmation »

Par des techniques diverses faisant appel aux 5 sens, au langage, au corps, la PNL propose de «reprogrammer » certains« logiciels » qui nous bloque ou nous empêche d'agir et de réagir comme nous le souhaiterons car très profondément ancré dans le cerveau et ce, depuis longtemps.

Le but étant finalement de permettre de programmer et reproduire ses propres modèles de réussite.

La PNL est très efficace pour résoudre des problèmes comme se remettre d'un divorce, d'un deuil, d'un abandon, d'un licenciement, pour préparer un examen, prendre la parole en public, débloquer un problème psychologique bien précis.

Il est tout à fait possible en se renseignant par le biais d'ouvrages ou de vidéos d'utiliser cette méthode pour soi-même. Mais il existe des thérapeutes spécialisés en PNL qui peuvent aussi vous apporter leur aide.

JEUNE MEDIATIQUE

Notre planète est un endroit merveilleux ou l'on peut rencontrer des gens fabuleux, mais ce n'est pas vraiment ce qui intéresse les médias lorsqu'il s'agit de retranscrire l'actualité.

Ce qui peut à la longue, chez certains d'entre nous, sans que l'on s'en aperçoive et de façon chronique, générer stress et anxiété. Coupez vous de tout ça pour un temps. Faite une pause. Eteignez la radio, la télévision, jetez vos journaux, fuyez les échanges polémiques. Cela n'améliorera certes pas le monde qui vous entoure mais ça apaisera fortement pour un temps votre monde intérieur !

Alors soyez curieux et enthousiastes, comme des enfants, retrouvez l'émerveillement de l'innocence, sortez de votre zone de confort, bougez vous. Il n'y a pas d'âge pour découvrir et entreprendre quoi que se soit, il n'est jamais trop tard.

Fuyez les personnes négatives qui vous critiqueront ou vous moqueront, il y en aura toujours.

Mieux vaut essayer et parfois échouer que ne jamais rien entreprendre et passer à coté de l'essentiel.

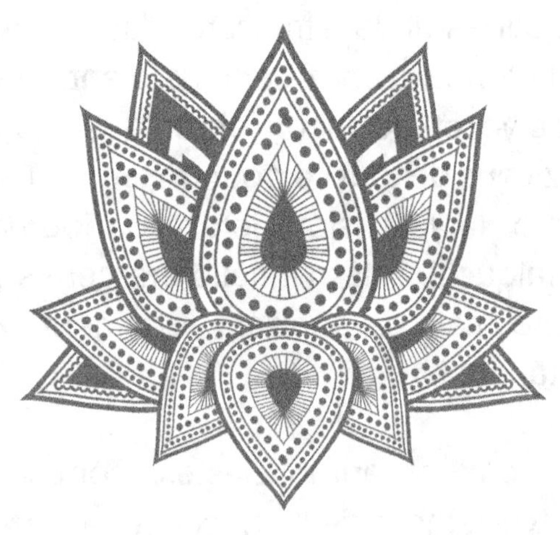

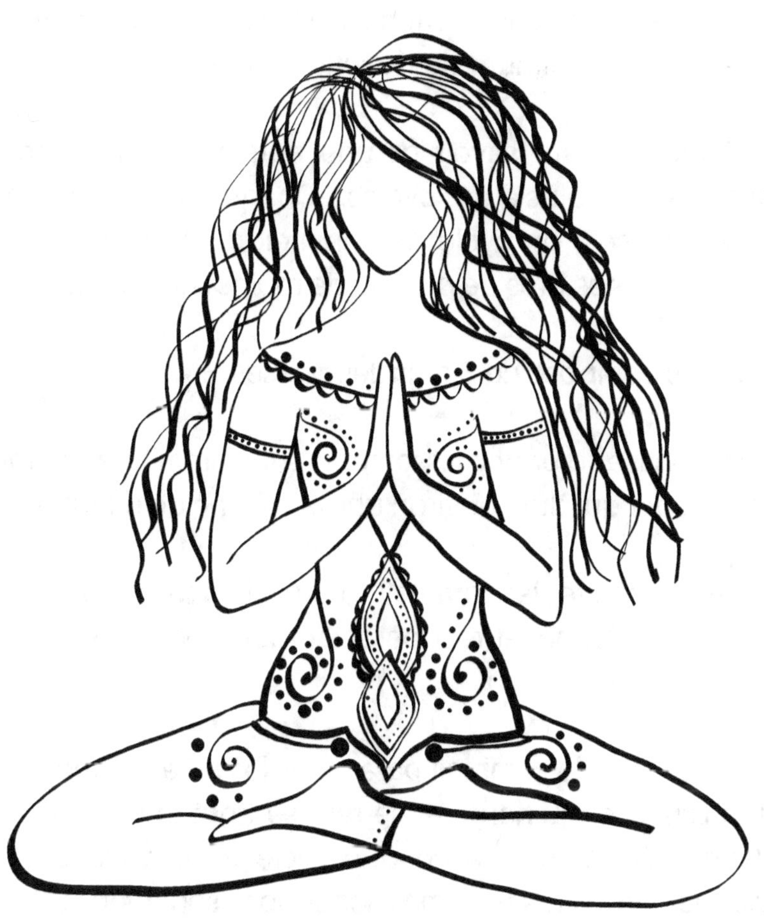

LE SOMMEIL

Comment se déroule une nuit de sommeil ?

Une question rarement abordée et qui n'intéresse pas grand monde au final. Nous dormons toutes et tous depuis l'aube de l'humanité, c'est comme ça, on ne peut pas y faire grand-chose. Pourtant si, même si on ne peut pas y échapper, on peut faire le choix d'optimiser son sommeil. Dans un 1er temps en comprenant un minimum son fonctionnement.

Tout d'abord il faut savoir qu'une nuit de sommeil est une succession de plusieurs cycles. Chaque cycle comprend plusieurs phases. Un cycle de sommeil dure environ 1h30, à quelques minutes près de plus ou de moins selon les individus.

Un cycle se compose de 3 grandes phases :

1 – La phase d'endormissement suivi immédiatement du sommeil léger qui dure environ une vingtaine de minutes.

2 – Vient ensuite le sommeil profond, phase où le corps physique se relâche, et récupère. L'organisme en profite aussi pour se détoxifier.

3 – Lui succède le sommeil paradoxal, les rêves, le moment ou le psychisme se décharge et se repose (tout le monde rêve et plusieurs fois par nuit, à chaque cycle en fait. Certains s'en souviennent, d'autres non, mais les songes sont bien là).

Le cycle s'achevant par la fin du sommeil paradoxal, au bout d'environ 90 min, nous repassons en sommeil léger pendant 20 min, puis re-sommeil profond et re-sommeil paradoxal.

Ensuite, encore un nouveau cycle et ainsi de suite jusqu'au réveil. Plus nous avançons dans les cycles, plus la phase de sommeil profond diminue au profit du sommeil paradoxal.

L'idéal est donc de se réveiller naturellement à la fin d'un cycle. Au moment où nous entrons une nouvelle fois en sommeil léger. En effet, se réveiller en pleine phase de sommeil profond ou de sommeil paradoxal n'est pas du tout conseillé.

Pour un bon repos et un bon réveil, mieux vaut par exemple dormir 4 cycles complets, plutôt qu'entamer un cycle supplémentaire sachant qu'on ne pourra pas l'achever et qu'on se réveillera en plein sommeil profond ou paradoxal.

Voilà d'ailleurs pourquoi (et chacun a pu l'expérimenter) une sieste ne doit pas durer plus de 20min. Car au-delà on entre en sommeil profond et se réveiller pendant cette phase, c'est la « tête dans le cul » assuré pour le reste de la journée.

Pour garantir un sommeil de qualité et donc un repos optimal, il faut, les heures précédant le coucher respecter quelques règles de bon sens. En effet, il s'agit de préparer le système nerveux et hormonal à une bonne nuit réparatrice.

L'alimentation :

Prendre son dernier repas au moins 2h avant le coucher, afin que la digestion soit terminée lorsque l'on se couche. (Pendant que vous dormez, le foie s'applique à se détoxifier, si vous n'avez pas terminé la digestion, il ne pourra pas faire son travail correctement).

Bien entendu, ne pas manger trop gras ni trop sucré ni en trop grande quantité.

Eviter aussi de trop boire pour ne pas avoir à vous lever pendant la nuit, ce qui perturberait grandement votre sommeil.

Bannir également tout excitant de type thé, alcool, café, tabac.

Mélatonine :

Eviter une trop grande utilisation d'écran de téléphone, de tablette, d'ordinateur avant le sommeil et surtout bannissez les de votre chambre ! La mélatonine, qui est l'hormone du sommeil, produite par la glande pinéale, est libérée dans l'organisme lorsque l'obscurité apparaît. Cette hormone joue un rôle fondamental lors des cycles de veille et de sommeil.
La lumière artificielle des écrans empêchent la mélatonine de faire son travail correctement. De ce fait, elle ne se diffuse que partiellement dans l'organisme et nuit à l'endormissement.

La chambre à coucher :

Pas de wifi dans la chambre à coucher, ni de téléphone sur la table de nuit, les ondes électromagnétiques que ces appareils émettent perturberont à coup sûr votre sommeil.

Veillez à vous endormir et a passer la nuit dans un silence le plus total. Et si ce n'est pas possible, utilisez des bouchons d'oreilles !

L'obscurité doit être complète elle aussi !

Pas de petite lumière émanant d'un radio réveil ou d'une veilleuse, le noir complet !

Gardez dans votre chambre une température relativement fraîche.

Et enfin, comme nous l'avons expliqué précédemment, calez, tant que vous le pouvez, votre levé du lendemain avec un nombre de cycles de sommeil complet !

L'endormissement :

« Et l'endormissement » me direz vous ?
« Je met toujours un temps fou avant de m'endormir !!!!! »

Effectivement, pour ceux qui ont du mal à s'endormir il existe d'autres méthodes, plus efficaces que le bien connu comptage de moutons ! Pourquoi n'arrivons nous pas à nous endormir la plupart du temps ? Parce que notre système nerveux est encore trop en action, il faut donc l'apaiser.

Eviter de penser et rabâcher vos problèmes et soucis de la journée ! Facile à dire me direz vous, moins facile en pratique !
Pour cela vous pouvez pratiquer une petite séance de méditation de 10 min avant de vous coucher afin d'apaiser votre esprit !

Vous pouvez aussi lire pendant quelques minutes.
Pas d'essais ou d'ouvrages amenant à trop gamberger, préférez des thématiques plaisantes et apaisantes comme un roman ou une BD.

Ce qui marche relativement bien est le contrôle de la respiration. Allongez vous confortablement sur le dos, mettez vous à l'aise et relâchez tout les muscles de votre corps.

Respirez normalement et concentrez vous sur votre respiration. L'idéal étant d'avoir une respiration abdominale, c'est à dire de remplir d'air son ventre et non simplement sa cage thoracique.

Prenez une grande et lente inspiration par le nez (pendant 4 secondes). Enfin, toujours par le nez expirez pendant 6 secondes. Faites cela pendant minimum 5 min, cela va grandement aider a calmer votre système nerveux.

De plus, votre esprit, concentré sur votre respiration, chassera toutes autres pensées parasites, focalisé qu'il sera sur les cycles que vous serez en train d'effectuer ! Il se peut que les 1er temps vous trouviez l'exercice un peu difficile. Persévérez, cela deviendra rapidement de plus en plus facile et naturel.

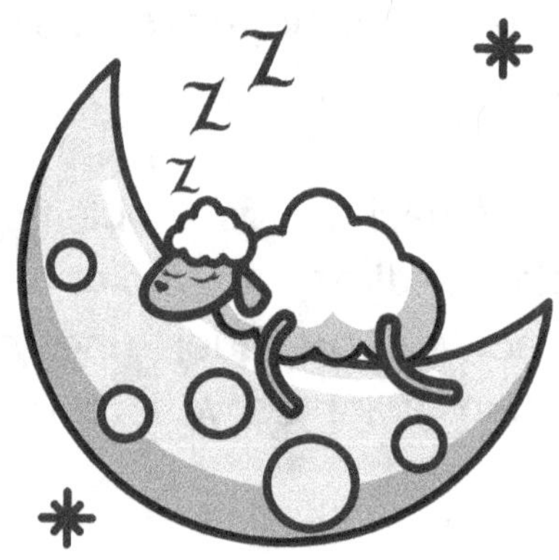

Respiration nasale :
Il existe également une méthode pour un sommeil fortement réparateur.
Il s'agit de se scotcher la bouche afin de ne respirer que par le nez pendant toute la nuit. Respirer par le nez est la façon la plus saine et la plus efficace d'apporter l'oxygène au corps. De plus le nez filtre l'air inhalé et l'humidifie. Fini la bouche sèche et pâteuse le matin au réveil.

Par la respiration nasale l'apport d'oxygène dans le sang est plus important et le cerveau est lui aussi, de fait, bien mieux oxygéné.

Pour finir, veillez à dormir au moins 4 cycles minimum, c'est à dire pas moins de 6h de sommeil.

Au réveil :

Il est aussi important de bien se réveiller que de bien s'endormir

Une alarme de réveil ou de téléphone qui vous explose dans les oreilles n'est pas vraiment l'idéal, chacun a pu en faire la désagréable expérience ! Ce pourquoi si vous ne vous réveillez pas naturellement à la fin d'un cycle pour différentes raisons je conseille d'investir dans un simulateur d'aube.

Il s'agit du même système qu'un radio réveil classique, sauf que vous le programmez 10min, 20min, 30min avant l'heure de votre réveil, c'est vous qui choisissez. A partir de l'heure programmée, un douce et chaleureuse lumière blanche simulant un levé de soleil va progressivement augmenter en intensité. Intensité que vous pourrez régler à votre convenance.
Selon les modèles, vous pourrez en plus programmer une musique zen de votre choix dont le niveau sonore augmentera en volume et à la vitesse que vous désirez.
D'autres modèles peuvent également diffuser par ventilation des huiles essentielles de votre choix.

Au levé :

Une fois réveillé en douceur, avant de vous lever, prenez le temps de vous étirer.

Une fois debout, buvez un verre d'eau pour réhydrater et réveiller tout doucement votre organisme.

Si vous avez du temps vous pouvez faire avec vos mains quelques tapotages sur tout votre corps, pour activer la circulation.

Des exercices d'étirements et d'assouplissement comme les 5 tibétains ou des techniques respiratoires telle la méthode Wim Hof peuvent aussi être envisagés avant toute autre activité.

Vous pouvez pratiquer d'autres exercices, selon vos préférences (auto-traitement Reiki, méditation, yoga, etc, c'est vous qui choisissez.)

Si vous en avez la possibilité, un petit tour en vélo ou un footing est l'idéal avant de commencer la journée.

Après cela, une douche froide ou fraîche achèvera de booster votre organisme.

Un bon petit déjeuner « naturopathe » pour ceux qui ne pratiquent pas le jeûne intermittent et vous voilà fin prêt et en forme pour attaquer la journée.

Bien entendu, selon vos contraintes et plannings souvent chargés vous n'aurez pas le temps de tout faire ! Malgré tout, prenez le temps de réaliser un ou deux exercices, même si pour cela il faut vous lever un peu plus tôt. A la longue, cela deviendra une routine (dans le bon sens du terme) et vous permettra réellement d'attaquer la journée en pleine forme, autant physiquement que psychologiquement.

Tout changer
grâce à la
NATUROPATHIE

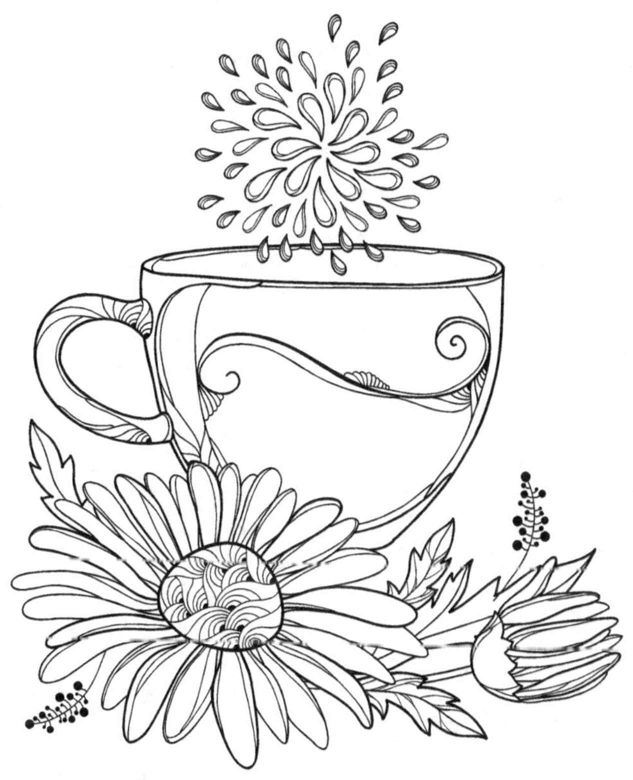

2 pages à remplir chaque jour pour suivre et évaluer vos progrès.

JOUR 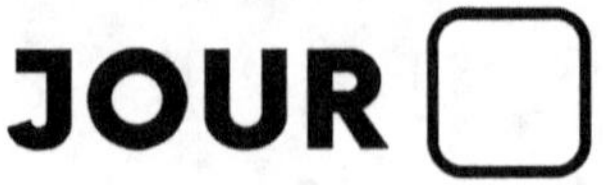

DATE : ....

LE REVEIL

<u>Qualité du sommeil</u>

<u>Durée :</u>

<u>Nbre de cycles :</u>

Au saut du lit je me sens

Epuisé	Fatigué	Bien	En forme	Au top
☐	☐	☐	☐	☐

PETIT DEJEUNER

....

....

....

COLLATION

....

....

....

DEJEUNER

....

....

....

GOÛTER

....

....

....

DÎNER

....

....

....

Respect des Associations
Alimentaires

Totalité	Un peu	Du tout
☐	☐	☐

Tabac : ☐   Alcool : ☐   Autres : ☐

Test Acido - Basique

☐ ☐ ☐

ACTIVITES PHYSIQUES

....

....

....

ACTIVITES DETENTE

....

....

....

BOISSONS

....

....

....

JEÛNE OU MONODIETE

....

....

....

BILAN DE LA JOURNEE   (Comment je me suis senti aujourd'hui)

	Très Mal	Mal	Bien	Très Bien	Le Top
Physiquement	☐	☐	☐	☐	☐
Psychologiquement	☐	☐	☐	☐	☐
Digestion	☐	☐	☐	☐	☐
Energie	☐	☐	☐	☐	☐

NOTES / PROGRESSION

....

....

....

JOUR 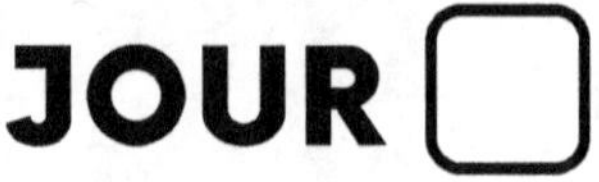

DATE : ....

LE REVEIL

Qualité du sommeil

Durée :

Nbre de cycles :

Au saut du lit je me sens

Epuisé	Fatigué	Bien	En forme	Au top
☐	☐	☐	☐	☐

PETIT DEJEUNER

....

....

....

COLLATION

....

....

....

DEJEUNER

....

....

....

GOÛTER

....

....

....

DÎNER

....

....

....

Respect des Associations
Alimentaires

Totalité	Un peu	Du tout
☐	☐	☐

Tabac : ☐ Alcool : ☐ Autres : ☐

Test Acido - Basique

☐ ☐ ☐

ACTIVITES PHYSIQUES

....

....

....

ACTIVITES DETENTE

....

....

....

BOISSONS

....

....

....

JEÛNE OU MONODIETE

....

....

....

BILAN DE LA JOURNEE   (Comment je me suis senti aujourd'hui)

	Très Mal	Mal	Bien	Très Bien	Le Top
Physiquement	☐	☐	☐	☐	☐
Psychologiquement	☐	☐	☐	☐	☐
Digestion	☐	☐	☐	☐	☐
Energie	☐	☐	☐	☐	☐

NOTES / PROGRESSION

....

....

....

JOUR 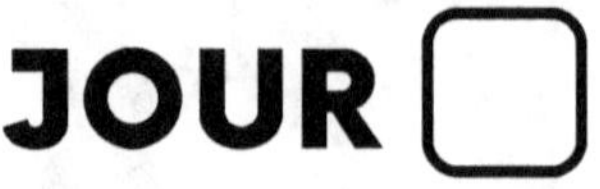

DATE : ....

LE REVEIL

<u>Qualité du sommeil</u>

<u>Durée :</u>

<u>Nbre de cycles :</u>

Au saut du lit je me sens

Epuisé	Fatigué	Bien	En forme	Au top
☐	☐	☐	☐	☐

PETIT DEJEUNER

....

....

....

COLLATION

....

....

....

DEJEUNER

....

....

....

GOÛTER

....

....

....

DÎNER

....

....

....

Respect des Associations
Alimentaires

Totalité	Un peu	Du tout
☐	☐	☐

Tabac : ☐ Alcool : ☐ Autres : ☐

Test Acido - Basique

☐ ☐ ☐

ACTIVITES PHYSIQUES

....

....

....

ACTIVITES DETENTE

....

....

....

BOISSONS

....

....

....

JEÛNE OU MONODIETE

....

....

....

BILAN DE LA JOURNEE   (Comment je me suis senti aujourd'hui)

	Très Mal	Mal	Bien	Très Bien	Le Top
Physiquement	☐	☐	☐	☐	☐
Psychologiquement	☐	☐	☐	☐	☐
Digestion	☐	☐	☐	☐	☐
Energie	☐	☐	☐	☐	☐

NOTES / PROGRESSION

....

....

....

JOUR 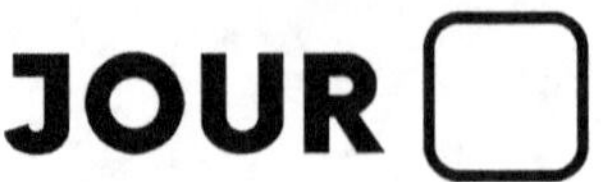

DATE : ....

LE REVEIL

Qualité du sommeil

Au saut du lit je me sens

Durée :

Epuisé	Fatigué	Bien	En forme	Au top

Nbre de cycles :

PETIT DEJEUNER

....

....

....

COLLATION

....

....

....

DEJEUNER

....

....

....

GOÛTER

....

....

....

DÎNER

....

....

....

Respect des Associations
Alimentaires

Totalité	Un peu	Du tout

Tabac : ☐   Alcool : ☐   Autres : ☐

Test Acido - Basique

☐ ☐ ☐

ACTIVITES PHYSIQUES

....

....

....

ACTIVITES DETENTE

....

....

....

BOISSONS

....

....

....

JEÛNE OU MONODIETE

....

....

....

BILAN DE LA JOURNEE   (Comment je me suis senti aujourd'hui)

	Très Mal	Mal	Bien	Très Bien	Le Top
Physiquement	☐	☐	☐	☐	☐
Psychologiquement	☐	☐	☐	☐	☐
Digestion	☐	☐	☐	☐	☐
Energie	☐	☐	☐	☐	☐

NOTES / PROGRESSION

....

....

....

JOUR 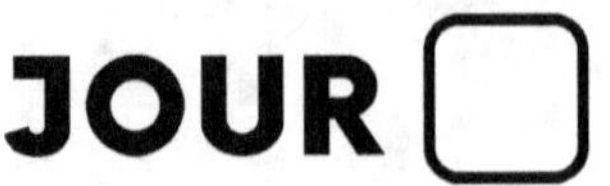

DATE : ....

LE REVEIL

Qualité du sommeil

Durée :

Nbre de cycles :

Au saut du lit je me sens

Epuisé	Fatigué	Bien	En forme	Au top
☐	☐	☐	☐	☐

PETIT DEJEUNER

....

....

....

COLLATION

....

....

....

DEJEUNER

....

....

....

GOÛTER

....

....

....

DÎNER

....

....

....

Respect des Associations Alimentaires

Totalité	Un peu	Du tout
☐	☐	☐

Tabac : ☐ Alcool : ☐ Autres : ☐

Test Acido - Basique

☐ ☐ ☐

ACTIVITES PHYSIQUES

....

....

....

ACTIVITES DETENTE

....

....

....

BOISSONS

....

....

....

JEÛNE OU MONODIETE

....

....

....

BILAN DE LA JOURNEE   (Comment je me suis senti aujourd'hui)

	Très Mal	Mal	Bien	Très Bien	Le Top
Physiquement	☐	☐	☐	☐	☐
Psychologiquement	☐	☐	☐	☐	☐
Digestion	☐	☐	☐	☐	☐
Energie	☐	☐	☐	☐	☐

NOTES / PROGRESSION

....

....

....

JOUR 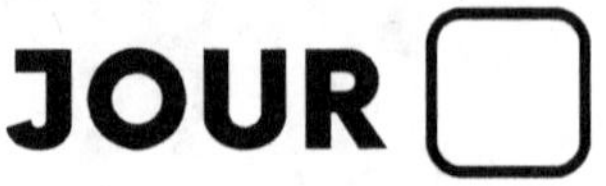

DATE : ....

LE REVEIL

Qualité du sommeil

Durée :

Nbre de cycles :

Au saut du lit je me sens

Epuisé	Fatigué	Bien	En forme	Au top
☐	☐	☐	☐	☐

PETIT DEJEUNER

....

....

....

COLLATION

....

....

....

DEJEUNER

....

....

....

GOÛTER

....

....

....

DÎNER

....

....

....

Respect des Associations
Alimentaires

Totalité	Un peu	Du tout
☐	☐	☐

Tabac : ☐   Alcool : ☐   Autres : ☐

Test Acido - Basique

☐ ☐ ☐

ACTIVITES PHYSIQUES

....

....

....

ACTIVITES DETENTE

....

....

....

BOISSONS

....

....

....

JEÛNE OU MONODIETE

....

....

....

BILAN DE LA JOURNEE   (Comment je me suis senti aujourd'hui)

	Très Mal	Mal	Bien	Très Bien	Le Top
Physiquement	☐	☐	☐	☐	☐
Psychologiquement	☐	☐	☐	☐	☐
Digestion	☐	☐	☐	☐	☐
Energie	☐	☐	☐	☐	☐

NOTES / PROGRESSION

....

....

....

JOUR 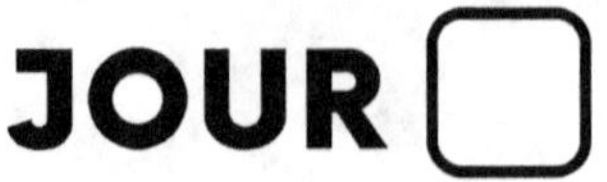

DATE : ....

LE REVEIL

Qualité du sommeil

Durée :

Nbre de cycles :

Au saut du lit je me sens

Epuisé	Fatigué	Bien	En forme	Au top
☐	☐	☐	☐	☐

PETIT DEJEUNER

....

....

....

COLLATION

....

....

....

DEJEUNER

....

....

....

GOÛTER

....

....

....

DÎNER

....

....

....

Respect des Associations Alimentaires

Totalité	Un peu	Du tout
☐	☐	☐

Tabac : ☐   Alcool : ☐   Autres : ☐

Test Acido - Basique

☐ ☐ ☐

ACTIVITES PHYSIQUES

....

....

....

ACTIVITES DETENTE

....

....

....

BOISSONS

....

....

....

JEÛNE OU MONODIETE

....

....

....

BILAN DE LA JOURNEE   (Comment je me suis senti aujourd'hui)

	Très Mal	Mal	Bien	Très Bien	Le Top
Physiquement	☐	☐	☐	☐	☐
Psychologiquement	☐	☐	☐	☐	☐
Digestion	☐	☐	☐	☐	☐
Energie	☐	☐	☐	☐	☐

NOTES / PROGRESSION

....

....

....

JOUR 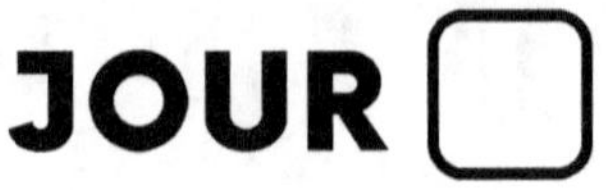

DATE : ....

LE REVEIL

<u>Qualité du sommeil</u>

<u>Durée :</u>

<u>Nbre de cycles :</u>

Au saut du lit je me sens

Epuisé	Fatigué	Bien	En forme	Au top
☐	☐	☐	☐	☐

PETIT DEJEUNER

....

....

....

COLLATION

....

....

....

DEJEUNER

....

....

....

GOÛTER

....

....

....

DÎNER

....

....

....

Respect des Associations
Alimentaires

Totalité	Un peu	Du tout
☐	☐	☐

Tabac : ☐   Alcool : ☐   Autres : ☐

Test Acido - Basique

☐ ☐ ☐

ACTIVITES PHYSIQUES

....

....

....

ACTIVITES DETENTE

....

....

....

BOISSONS

....

....

....

JEÛNE OU MONODIETE

....

....

....

BILAN DE LA JOURNEE (Comment je me suis senti aujourd'hui)

	Très Mal	Mal	Bien	Très Bien	Le Top
Physiquement	☐	☐	☐	☐	☐
Psychologiquement	☐	☐	☐	☐	☐
Digestion	☐	☐	☐	☐	☐
Energie	☐	☐	☐	☐	☐

NOTES / PROGRESSION

....

....

....

JOUR 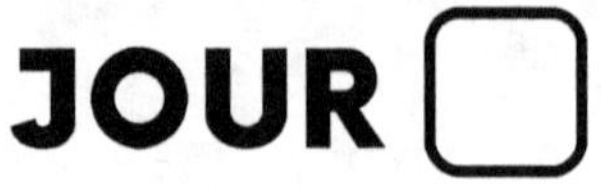

DATE : ....

LE REVEIL

Qualité du sommeil

Durée :

Nbre de cycles :

Au saut du lit je me sens

Epuisé	Fatigué	Bien	En forme	Au top
☐	☐	☐	☐	☐

PETIT DEJEUNER

....

....

....

COLLATION

....

....

....

DEJEUNER

....

....

....

GOÛTER

....

....

....

DÎNER

....

....

....

Respect des Associations
Alimentaires

Totalité	Un peu	Du tout
☐	☐	☐

Tabac : ☐   Alcool : ☐   Autres : ☐

Test Acido - Basique

☐ ☐ ☐

ACTIVITES PHYSIQUES

....

....

....

ACTIVITES DETENTE

....

....

....

BOISSONS

....

....

....

JEÛNE OU MONODIETE

....

....

....

BILAN DE LA JOURNEE   (Comment je me suis senti aujourd'hui)

	Très Mal	Mal	Bien	Très Bien	Le Top
Physiquement	☐	☐	☐	☐	☐
Psychologiquement	☐	☐	☐	☐	☐
Digestion	☐	☐	☐	☐	☐
Energie	☐	☐	☐	☐	☐

NOTES / PROGRESSION

....

....

....

JOUR 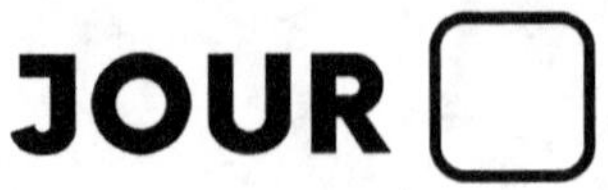

DATE : ....

LE REVEIL

Qualité du sommeil

Durée :

Nbre de cycles :

Au saut du lit je me sens

Epuisé	Fatigué	Bien	En forme	Au top
☐	☐	☐	☐	☐

PETIT DEJEUNER

....

....

....

COLLATION

....

....

....

DEJEUNER

....

....

....

GOÛTER

....

....

....

DÎNER

....

....

....

Respect des Associations
Alimentaires

Totalité	Un peu	Du tout
☐	☐	☐

Tabac : ☐   Alcool : ☐   Autres : ☐

Test Acido - Basique

☐ ☐ ☐

ACTIVITES PHYSIQUES

....

....

....

ACTIVITES DETENTE

....

....

....

BOISSONS

....

....

....

JEÛNE OU MONODIETE

....

....

....

BILAN DE LA JOURNEE (Comment je me suis senti aujourd'hui)

	Très Mal	Mal	Bien	Très Bien	Le Top
Physiquement	☐	☐	☐	☐	☐
Psychologiquement	☐	☐	☐	☐	☐
Digestion	☐	☐	☐	☐	☐
Energie	☐	☐	☐	☐	☐

NOTES / PROGRESSION

....

....

....

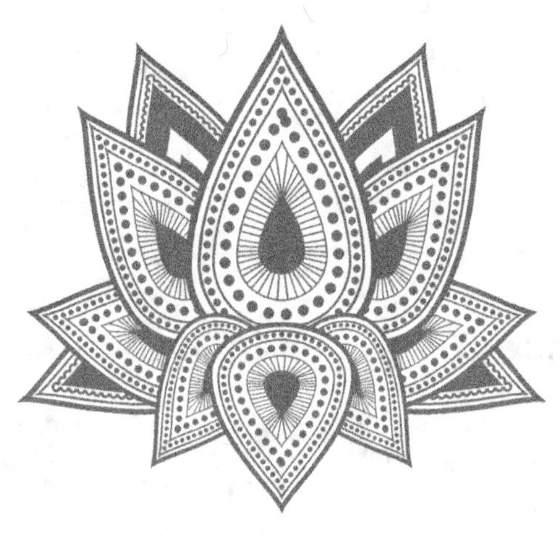

MISE EN GARDE

Selon vos pathologies ou vos problèmes de santé les techniques et exercices proposés dans cette ouvrages ne vous conviendront peut-être pas !

Prenez le temps de vous renseigner et en cas de doutes, consultez un professionnel de santé.

Encore une fois ne vous faites pas violence en changeant vos mauvaises habitudes du jour au lendemain, c'est le meilleur moyen d'échouer.

Allez y progressivement et prenez le temps, le but étant de retrouver un bon sens oublié.

BIBLIOGRAPHIE

(NON EXHAUSTIVE)

La révolution du sommeil - Pierre Fluchaire - Robert Laffont
Plus jamais fatigué ou comment retrouver toute sa vitalité - Pierre Fluchaire - Artulen
Les 5 Tibétains : Secrets tibétains de jeunesse et de vitalité - Peter Kelder - Vivez Soleil
Pouvoirs illimités - Anthony Robbins - J'ai lu
L'Eveil de votre puissance intérieure - Anthony Robbins - J'ai lu
Le froid m'a sauvé - Jean-François Tual - Hachette
Iceman, suivez le guide - Wim Hof et Koen de Jong - Amphora
Derrière la magie : la PNL - Alain Cayrol et Josiane de Saint Paul - Inter Editions
Le Zen Macrobiotique Ou L'art Du Rajeunissement Et De La Longévité - Ohsawa Georges- Librairie Philosophique
Les bons gestes du massage - Jean-Louis Abrassart - Guy Trédaniel
L'ennéagramme, les 9 types de personnalités - René de Lassus - Poche Marabout
Manuel de psychomagie - Alexandro Jodorowsky - Albin Michel
Métagénéalogie - Alexandro Jodorowsky - Albin Michel
Gérez votre équilibre acido-basique - Christophe Vasey - Jouvence
Les bains dérivatifs - Florence Guillain - Jouvence
Ayurveda, science de l'auto-guérison - Dr Vasant Lad - Guy Trédaniel
La méthode Fitnext / BodyWeight - Erwann Menthéour - Solar

www.hormese.com
Le site de Pierre Dufraisse (Naturopathe, chercheur indépendant en physiologie et philosophie du mouvement. Créateur de la chaine Youtube Vérisme TV)

Chaine YouTube VERISME TV

Remerciements :
Sandrine S. / Sonia B. / Gaëtana T. / Audrey D.

TABLEAU DES INDICES GLYCEMIQUES

IG ÉLEVÉ (>70)	IG MOYEN (ENTRE 56 ET 69)	IG BAS (< 55)
Pâtes blanches	Pâtes complètes	Lentilles
Galettes de riz	Riz blanc	Pois chiches
Raisins secs	Pain complet	Haricots rouges
Datte	Coulis de tomates	Noix
Pommes de terre	Flocons d'avoine	Amandes
Pain blanc	Confiture	Quinoa
Pain de mie	Chocolat au lait	Riz complet
Bonbon	Ananas	Chocolat noir
Biscuits	Cerises	Pommes
Céréales sucrés	Melon	Poires
	Abricot	Oranges
		Bananes
		Kiwi

L'index glycémique

Les aliments contenant des glucides sont classés selon leur impact sur le taux de glucose dans le sang 2 heures après leur ingestion.

L'IG permet de connaître la rapidité de hausse du taux de sucre dans le sang pour chaque aliments ingérés.

APPORTS EN PROTEINES

L'apport journalier en protéine est de 0,8 grammes par kilos pour un homme ou une femme sédentaire et en bonne santé.

A titre d'exemple, une femme de 48 kg aura besoin de 38,4 grammes de protéines par jours (48 x 0,8).

50ml de lentilles cuites = 29g de protéines
250ml Haricots cuits = 18g de protéines
250ml Poids chiches = 15g de protéines
100g de Tofu = 8g de protéines
100g de quinoa cuit = 4g de protéines
100g de riz blanc cuit = 2g de protéines
1 Oeuf = 10g de protéines
100g Saumon = 21g de protéines

100g Thon = 30g de protéines
100g Cabillaud = 15g de protéines
100g Maquereau = 24g de protéines
100g Merlan = 19,6g de protéines
100g Fromage de chèvre = 32g de protéines
175ml Yaourt = 8g de protéines
100gr Gruyère ou Comté = 30g de protéines

PROTEINES VEGETALES

(nombre de protéines contenu dans 100g)

1. Spiruline : 65 g de protéines pour 100g

2. Tofu : 36 g de protéines

3. Moringa : 27,1 g de protéines

4. Graines de chanvre : 26 g de protéines

5. Lentilles : 25 g de protéines

6. Graines de fenugrec : 23 g de protéines

7. Tempeh : 20 grammes de protéines

8. Cacao : 19.6 g de protéines

9. Graines (sésame, tournesol, pavot, amandes) :
   18 g de protéines en moyenne

10. Graines de Chia : 17 g de protéines

11. Quinoa : 14 g de protéines

12. Baies de Goji : 12,1 g de protéines

13. Maca : 10,2 g de protéines

14. Haricots : 9 g de protéines

15. Céréales (blé, riz, maïs) : en moyenne 8 g de protéines

16. Pois chiche : 5 g de protéines

17. Légumes verts : 1 g de protéines pour 30 g d'épinards.
    3,3 g de protéines pour 100 g de kale.
    2,8 g de protéines pour 100 g de brocoli

18. Champignons (le shiitaké) : 2,4 g de protéines

TABLEAU DES ASSOCIATIONS ALIMENTAIRES

👍 Recommandé   ✗ A éviter

	PROTEINES	FECULENTS	LEGUMES	FRUITS
PROTEINES	👍	✗	👍	✗
FECULENTS	✗	👍	👍	✗
LEGUMES	👍	👍	👍	✗
FRUITS	✗	✗	✗	👍

- **PROTEINES** : Poissons – Viandes – Produits laitiers
- **FECULENTS** : Céréales – Légumineuses – pommes de terre
- **FRUITS** : Doux – mi-Acides – Acides

ALIMENTS ACIDES ET ALCALINS

	ALCANISANT	PEU ACIDIFIANT	ACIDIFIANT
PROTEINES	Jaune d'oeuf	Viande Blanche (lapin, poulet, veau, agneau) Poisson maigre (merlan, truite, sole) Fruits de mer, oeufs, Produits laitier (gruyère, lait pasteurisé, crème fraîche, yaourt frais, fromage frais)	Viande Rouge (boeuf, mouton, charcuterie) Poisson gras (hareng, sardine, saumon) Homard, moules, crevettes Produits laitier (beurre cuit, fromages mûres, fromages gras, parmesan, yaourt au sucre)
FECULENTS	Légumineuses (lait de soja, yaourt de soja) Céréales (maïs) pomme de terre, patates douces	Légumineuses (lentilles, haricots blancs, flageolets, tofu,) Céréales (blé complet, riz complet, orge, sarrasin, quinoa, semoule complète, pain complet, pâtes complètes)	Légumineuses (pois chiches, haricots rouges, cacahuètes) Céréales (riz blanc, semoule, pain blanc, pâtes blanches)
LEGUMES	Tous les légumes verts et colorés	Endives, céleri, salsifis, chou-fleur, radis, navet, poivron, oignon, échalote, ail, asperges, champignons de Paris)	Tomates, aubergines
FRUITS	Banane, citron, raisin sec, pamplemousse, amande, datte, olive noire, noix du brésil	Cerise, prune, pêche, raisin, mirabelle, clémentine, melon, pastèque, mangue, grenade, fruits secs, noix de coco, pruneaux, pomme mangue, olive verte, noix de cajou	Poire, brugnon, abricot, fraise, framboise, groseille, orange, kiwi, ananas, noisettes, noix, pistache
AUTRES	Sucre de canne complet Persil, basilic, cannelle, curry, gingembre Huile d'olive vierge 1ère pression à froid Margarine végétale Eau plate, menthe, verveine, tilleul Jus de légumes frais, lait d'amande, lait de soja	Miel, sirop d'érable, épices et condiments Huile d'olive pressée à chaud, vinaigre de pomme Café, thé, infusions, thé vert, bière	Sucre blanc et brun, cornichons, piments, moutarde, mayonnaise, ketchup, vinaigre, huiles cuites, eau chlorée, eau gazéifiée Thé noir, chocolat, cacao, vin, liqueurs, alcool fort, jus de tomate, sirop, limonade, sodas

LES SEPT PRINCIPES D'HIPPOCRATE

Hippocrate (460-377) avant J.C. est considéré comme le père fondateur de la médecine. Il doit ce statut à son rejet du sacré et à sa classification des maladies. Pour lui, les maladies proviennent de causes naturelles.

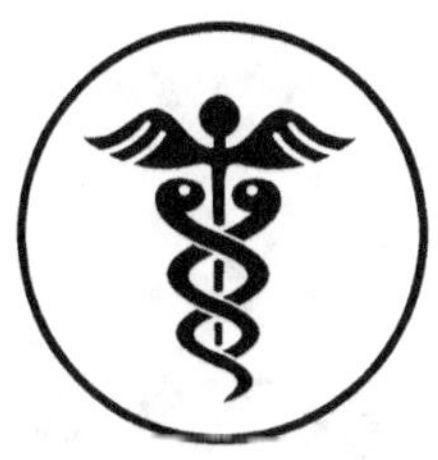

1 . Ne pas nuire

2 . La nature est guérisseuse

3 . Identifier et traiter la cause

4 . Considérer l'homme dans sa globalité

5 . Détoxifier et purifier l'organisme

6 . Prévenir

7 . Enseigner

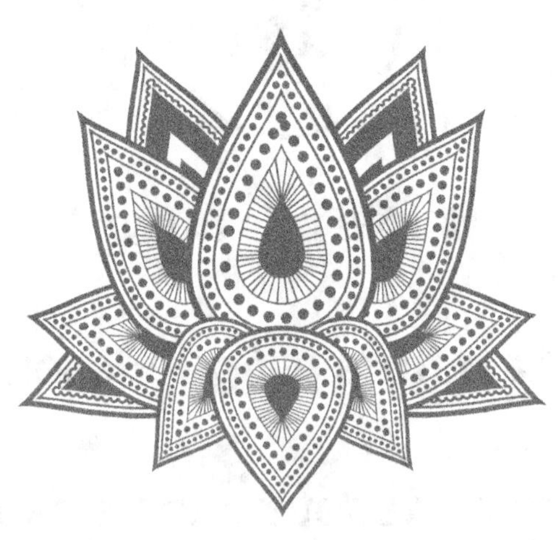